こころもからだもリラックス絵本③

すって はいて ラッコくん

ローリー・ライト [著]
マックス・スターズク [絵]
大前泰彦 [訳]

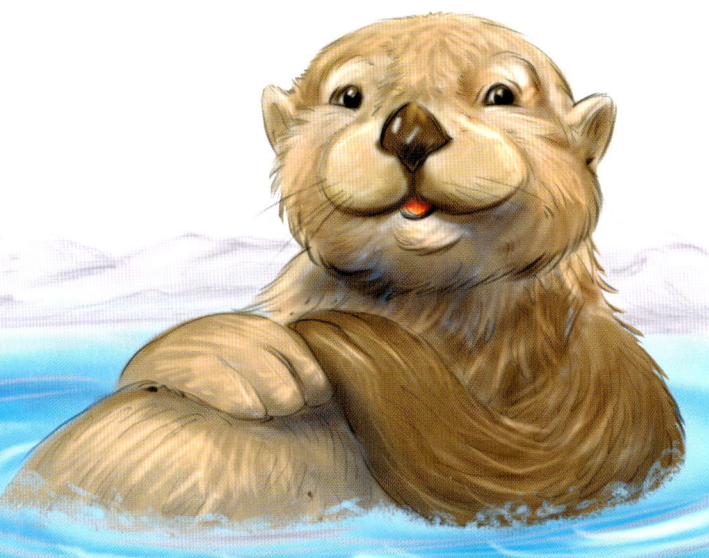

SEA OTTER COVE
by Lori Lite
Copyright© 2008 by Lori Lite, Lite Books.Net, LLC.
All rights reserved.
Japanese Language translation rights arranged directly with the author through
Tuttle-Mori Agency, Inc., Tokyo

おきているときも　ねているときも　していることは、なぁーんだ？

こたえは　こきゅう。いきをすったり　はいたり　することだよ。

おはなしのなかで、
にんぎょが　げんきになる　こきゅうのやりかたを　おしえてくれるよ。
みんなも、ラッコたちの　まねをして　やってみよう。

さあ、げんきこきゅうの　はじまり　はじまり！

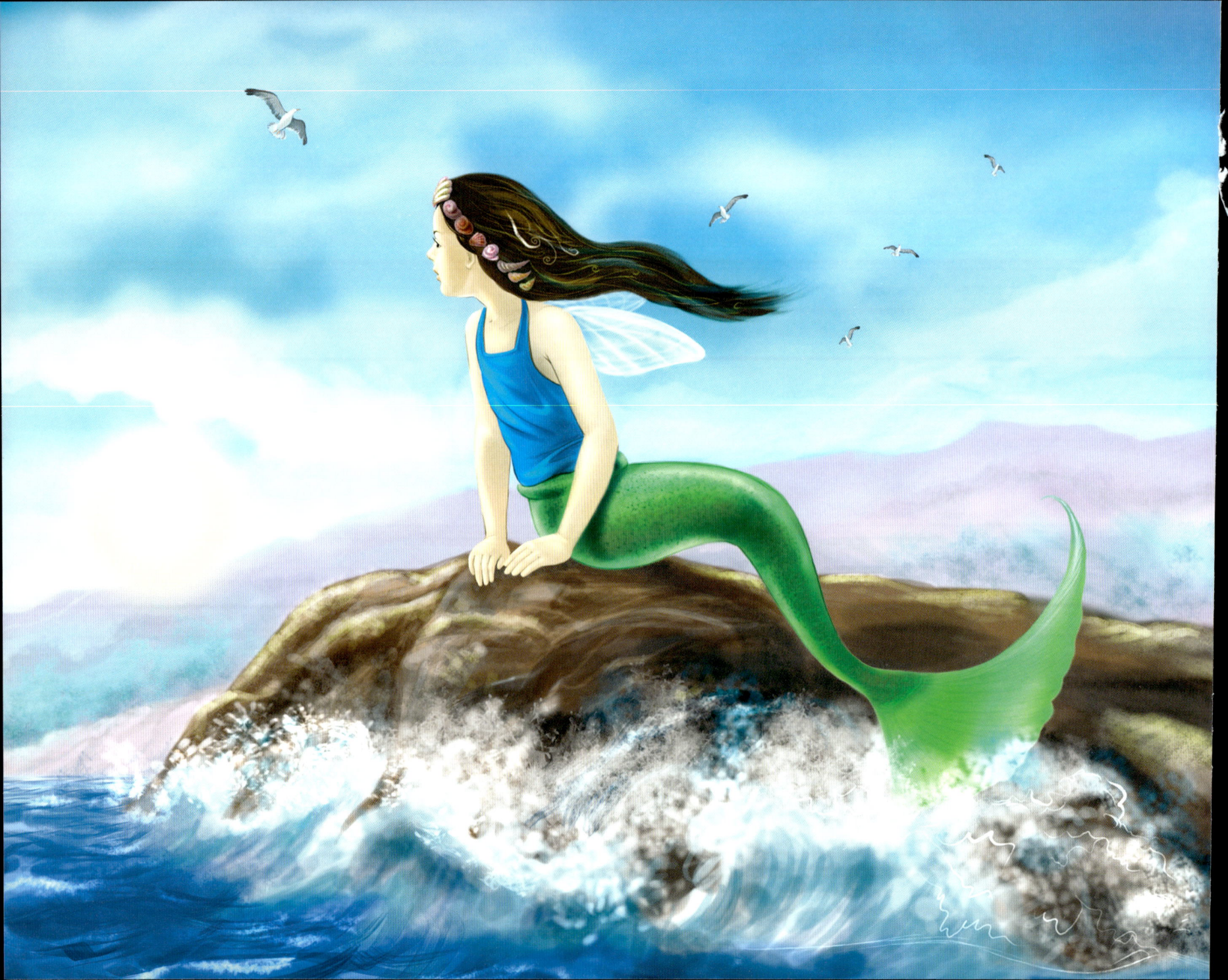

ここは、たかい　がけに　まもられた　しずかな　はまべです。
あさい　うみが　ずうっと　とおくまで　ひろがっています。
うみのなかに　おおきな　いわが　ぽつんと　あって、にんぎょが　すわっていました。
「こうしていると　とっても　いいきもち。」
ここは　にんぎょの　おきにいりの　ばしょでした。

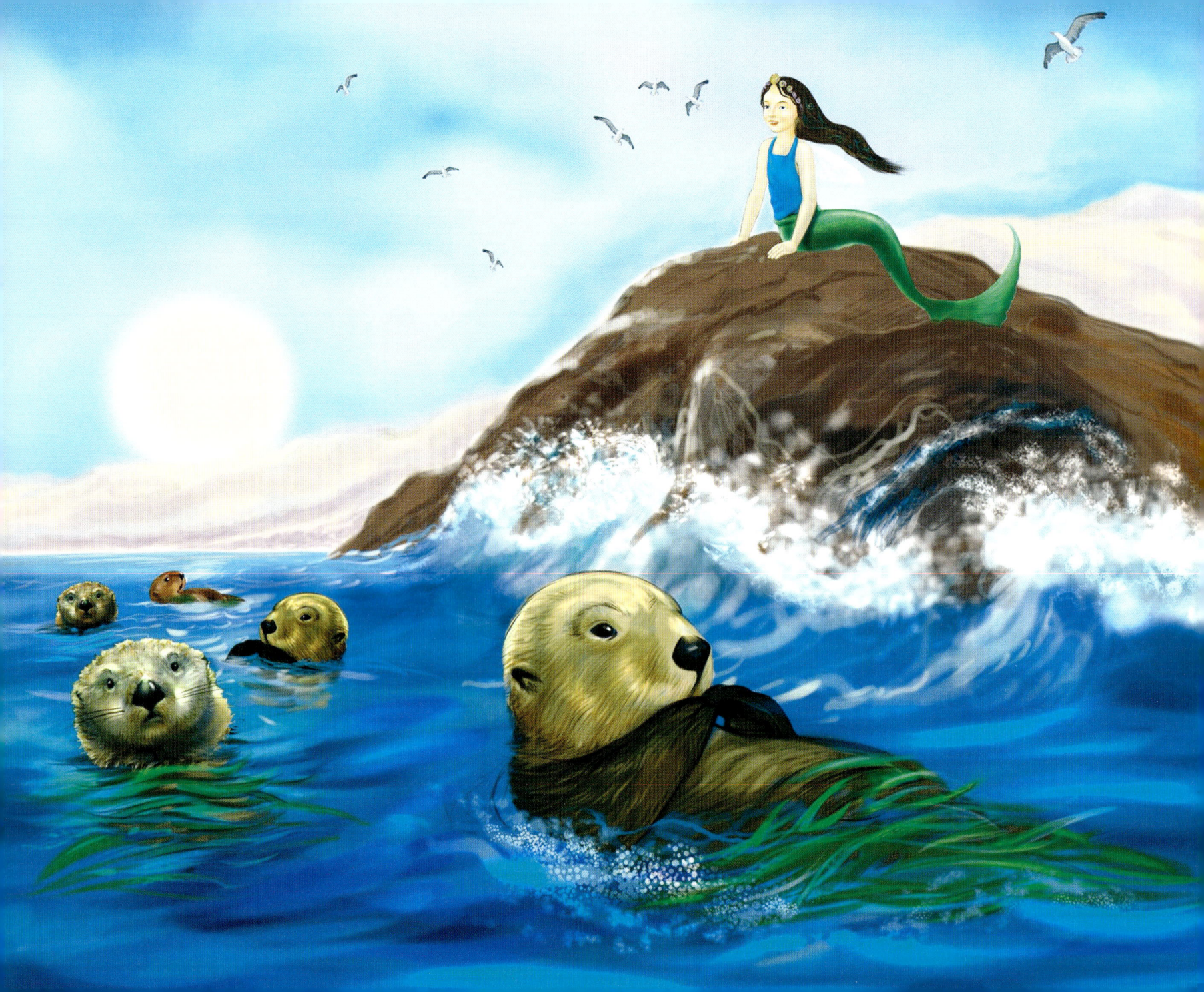

ラッコたちも この はまべが おきにいりでした。
よく みんなで やってきて、えさを たべたり なかよく あそんだりしていました。
おおきな いわの まわりでは、うみのそこから のびた ながいこんぶが、
なみに ゆらゆら ゆれています。
ラッコたちは あそびつかれたら、からだに ながい こんぶを ぐるぐる まきつけて、
なみの うえに ぷかぷかうかんで ひとやすみするのでした。
だから、ここは「ラッコのはまべ」と よばれています。
ラッコたちが だれにも じゃまされずに あそんだり、ひとやすみしたり、
ひなたぼっこができる すばらしい ひみつの ばしょだったのです。
そして ラッコたちは、ここで にんぎょに あえるのを
いつも たのしみにしていました。

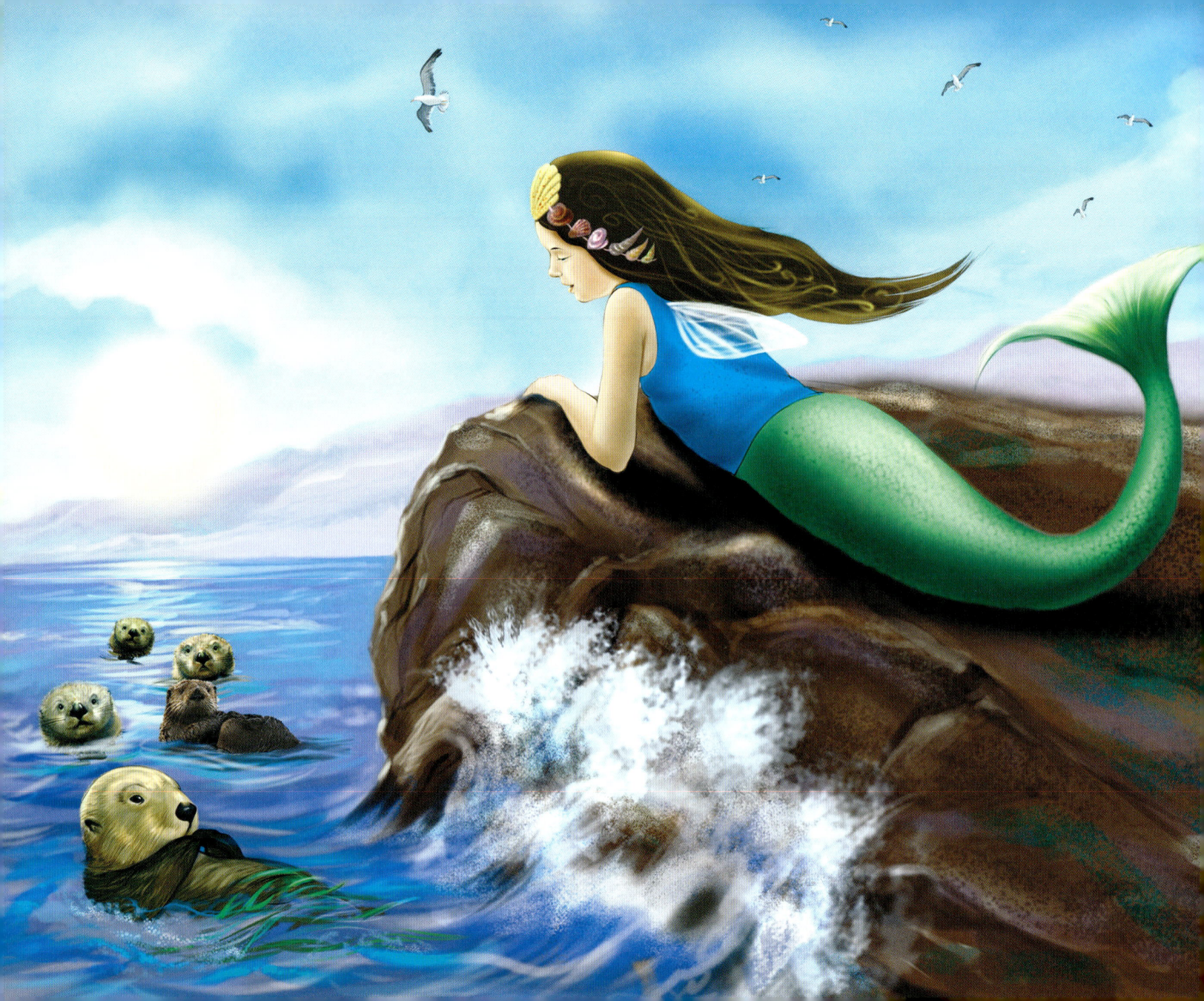

いわに　あたった　なみが　ぐるぐる　うずまいて、
おひさまの　ひかりで　あたたかそうに　かがやいています。
にんぎょは、その　いわのうえで　ひなたぼっこを　たのしんでいました。
ねころんで　からだを　ゆらゆら　うごかしていると、
せなかが　きもちよくなってきました。
めを　とじると、ラッコたちの　あそんでいる　こえが　きこえてきます。

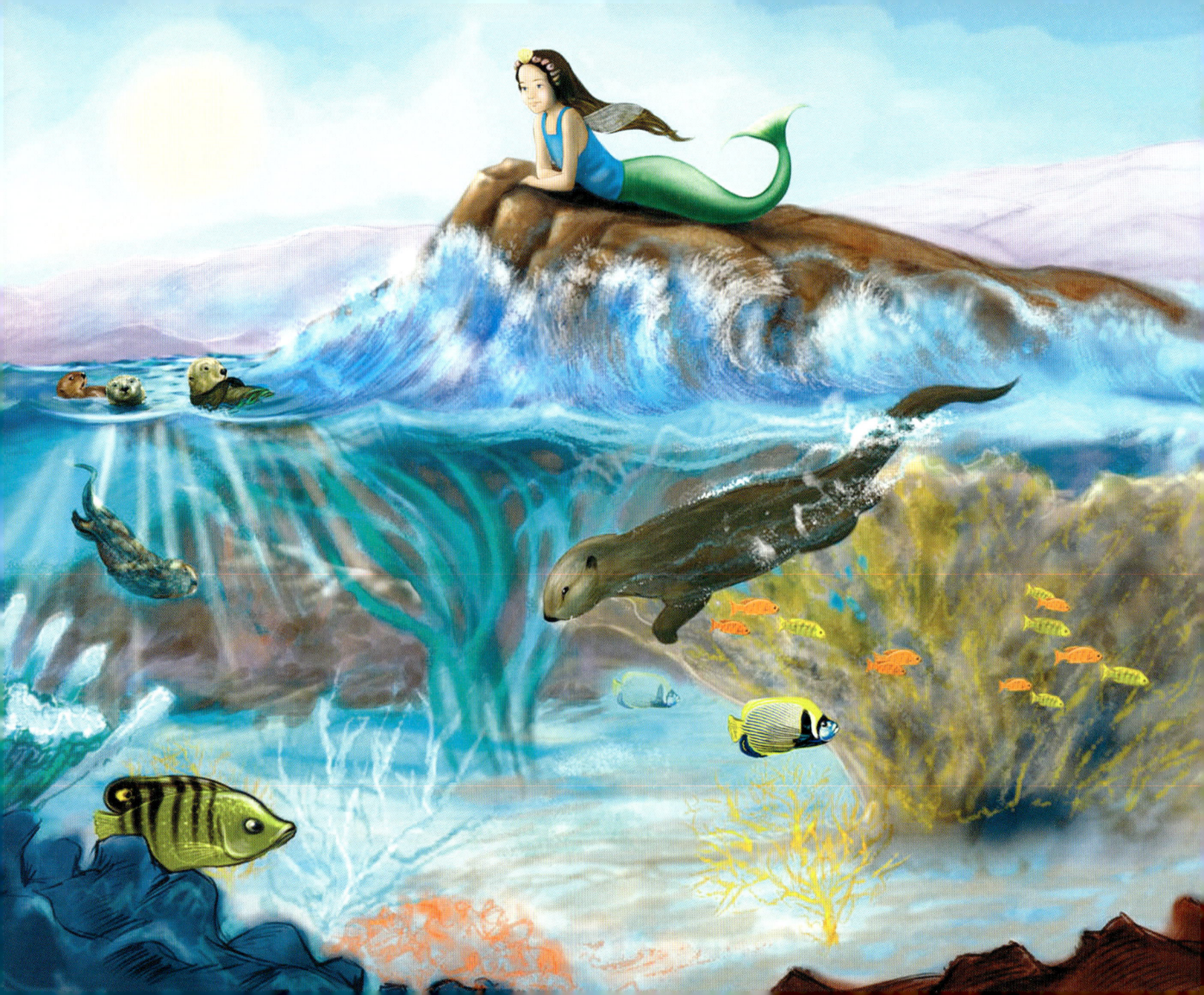

にんぎょが　ねころんでいる　おおきな　いわは、
なみが　ぶつかっても　びくとも　しません。
「この　いわは、ずっと　ちきゅうの　まんなかまで　のびているのかな。
だとしたら、ここに　ねている　わたしも、
ちきゅうの　まんなかと　つながってるって　ことかしら。」
この　いわの　うえに　いると、ちきゅうに　しっかり　まもられているようで、
にんぎょは　ほっとしたきもちに　なれるのでした。

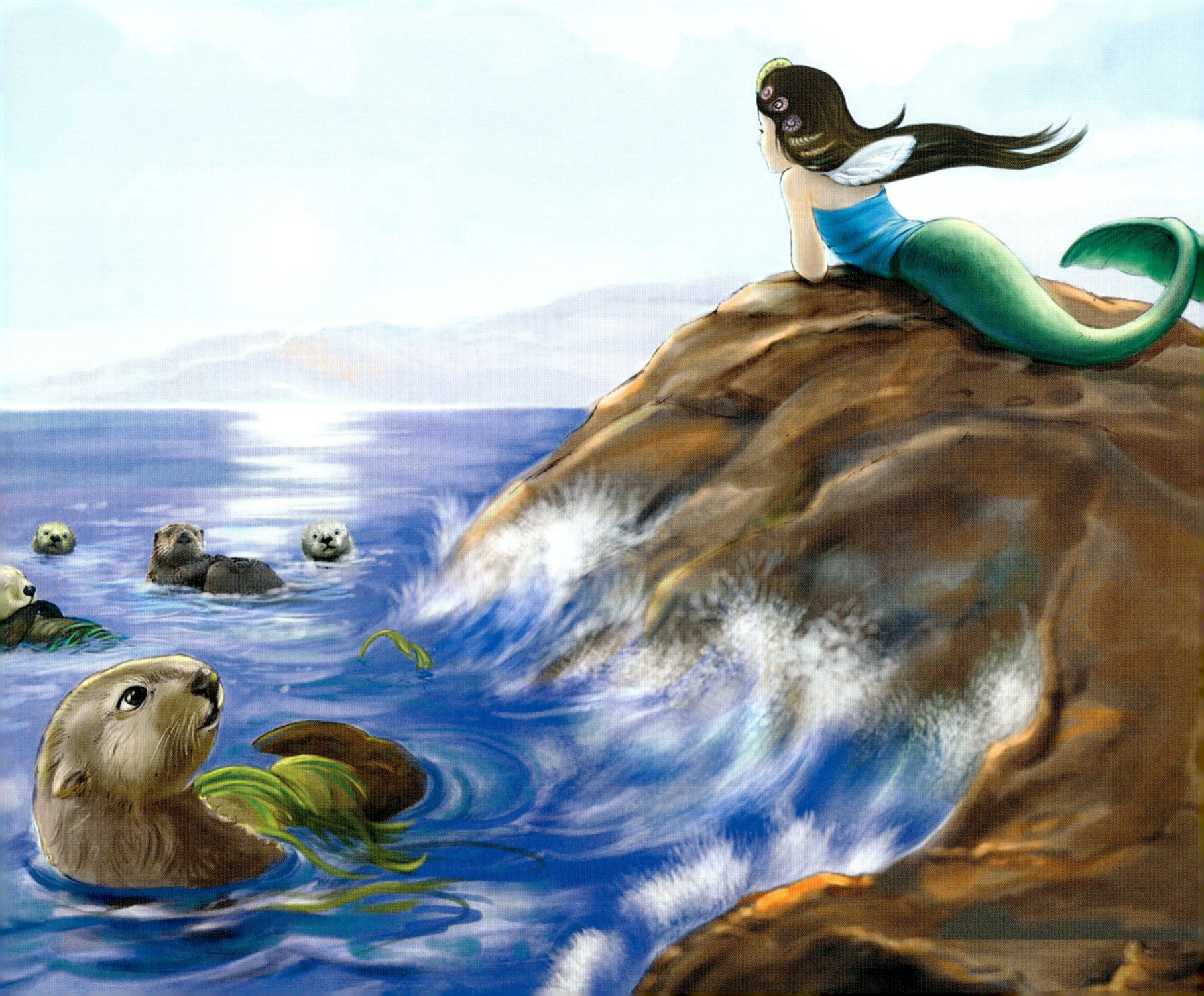

あそぶのが　だいすきな　ラッコのおとこのこが　いっぴき、
いわのうえに　ねころんでいる　にんぎょを　じっと　みていました。
「いったい　なにを　しているのかな？」
ラッコは　にんぎょが　やってくると　いつも、
いわの　かげに　かくれて　そっと　みていたのです。

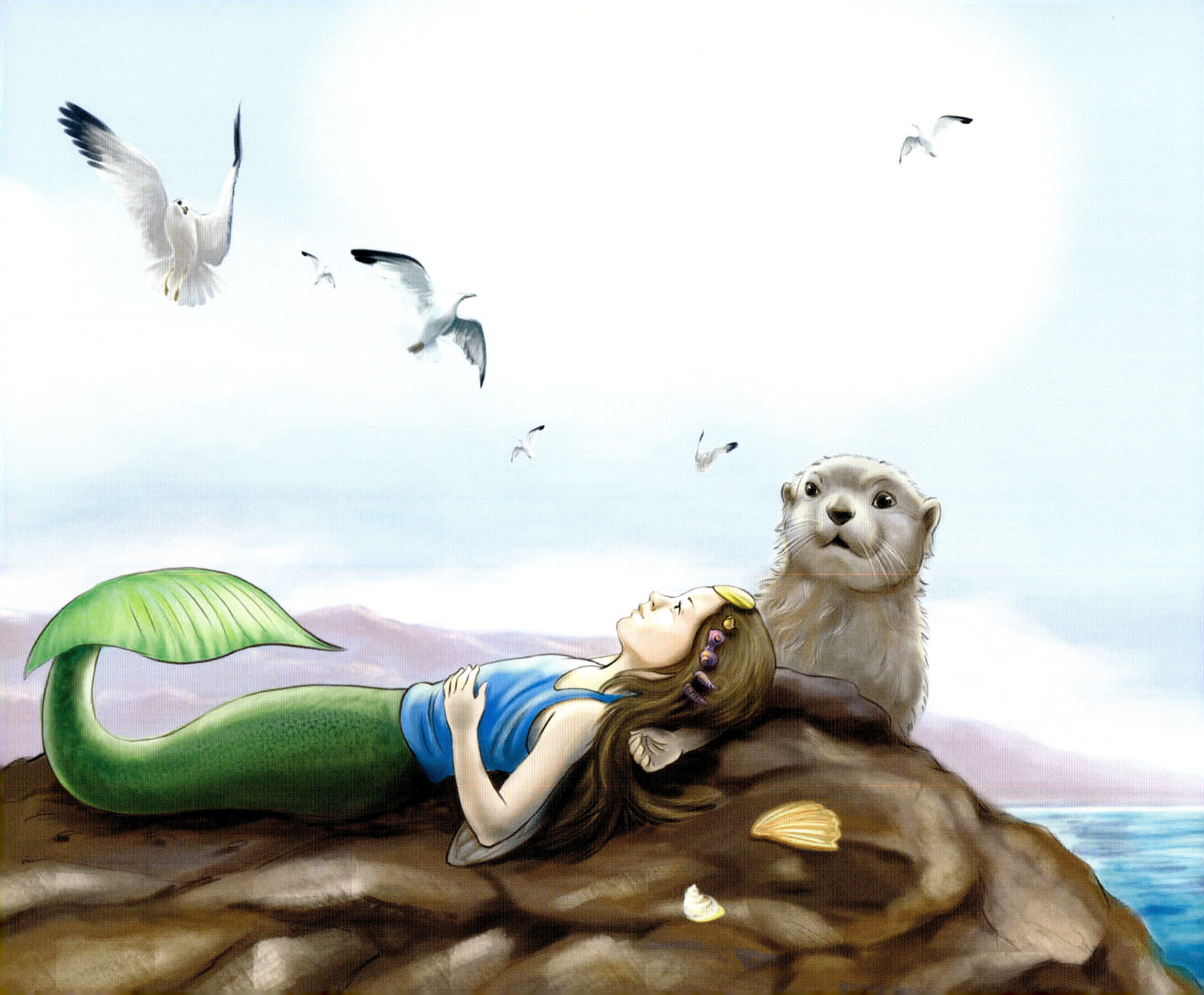

けれど きょうは おもいきって いわのかげから でてきて、
にんぎょの よこに ねころびました。
「ラッコくん、いらっしゃい。」
にんぎょは よろこんで、ラッコのおとこのこと いっしょに、
そらを とぶ カモメを ながめました。

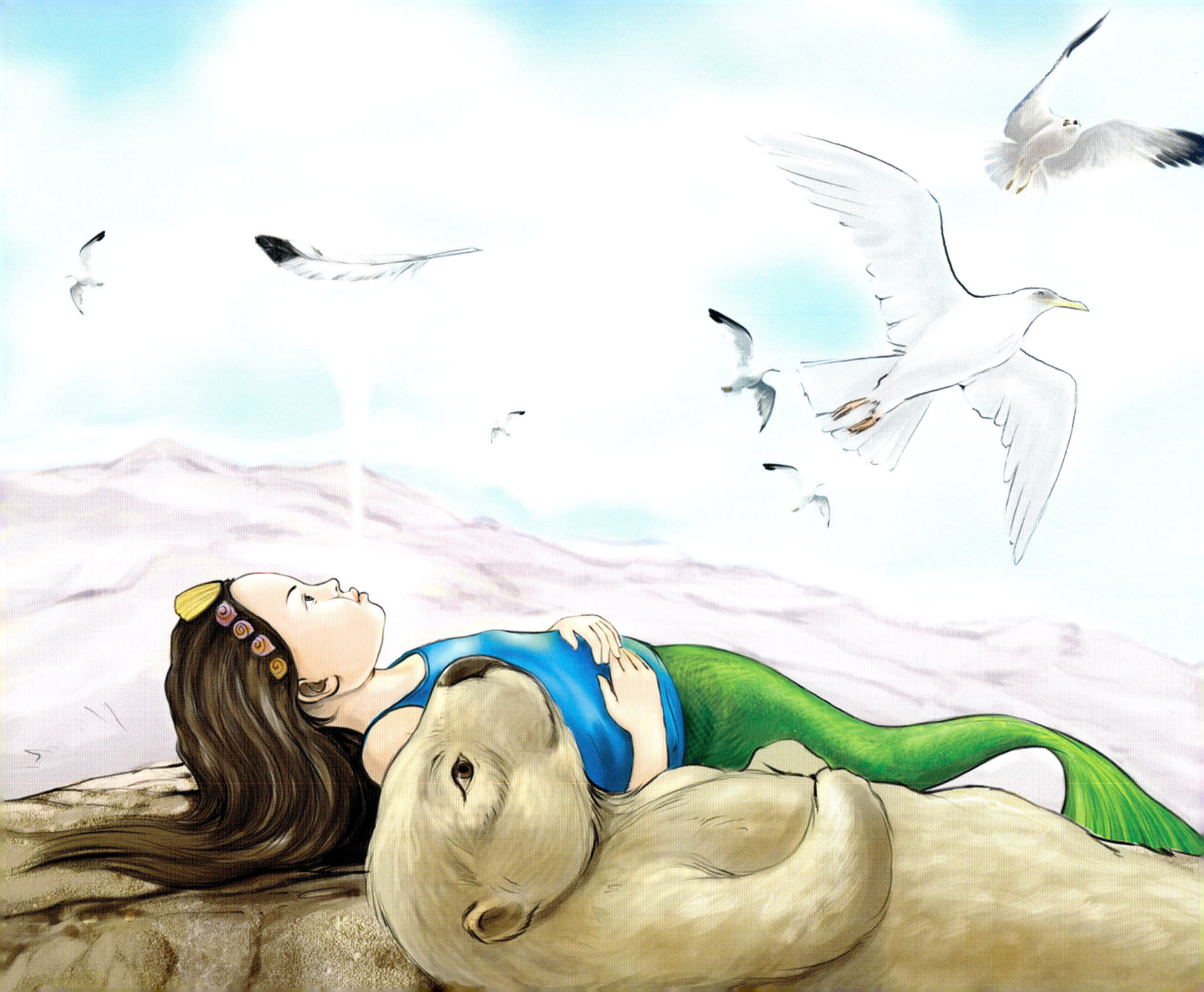

そこへ　カモメの　はねが　いちまい、そらから　ふんわりと　おちてきました。
「そうだ、いいこと　かんがえた！」
にんぎょは　そのはねを　わらいながら　フーッと　ふいて、そらに　もどしました。
すると、どうでしょう。
いきを　おもいっきり　フーッと　はいたあと　いきを　すいこむと、
おなかが　くうきで　いっぱいになって　まあるく　ふくらみました。
まるで、ふうせんみたいに　まんまるです。
「あー、いい　きもち。」
そのとき　にんぎょは　ふと、
げんきな　あかちゃんだった　ときのことを　おもいだしました。
「そういえば、あかちゃんの　ころは　いつも　こんなふうに
くうきを　いっぱい　すいこんで、おなかを　まあるく　ふくらませて、
すったり　はいたりしていたなあ。」

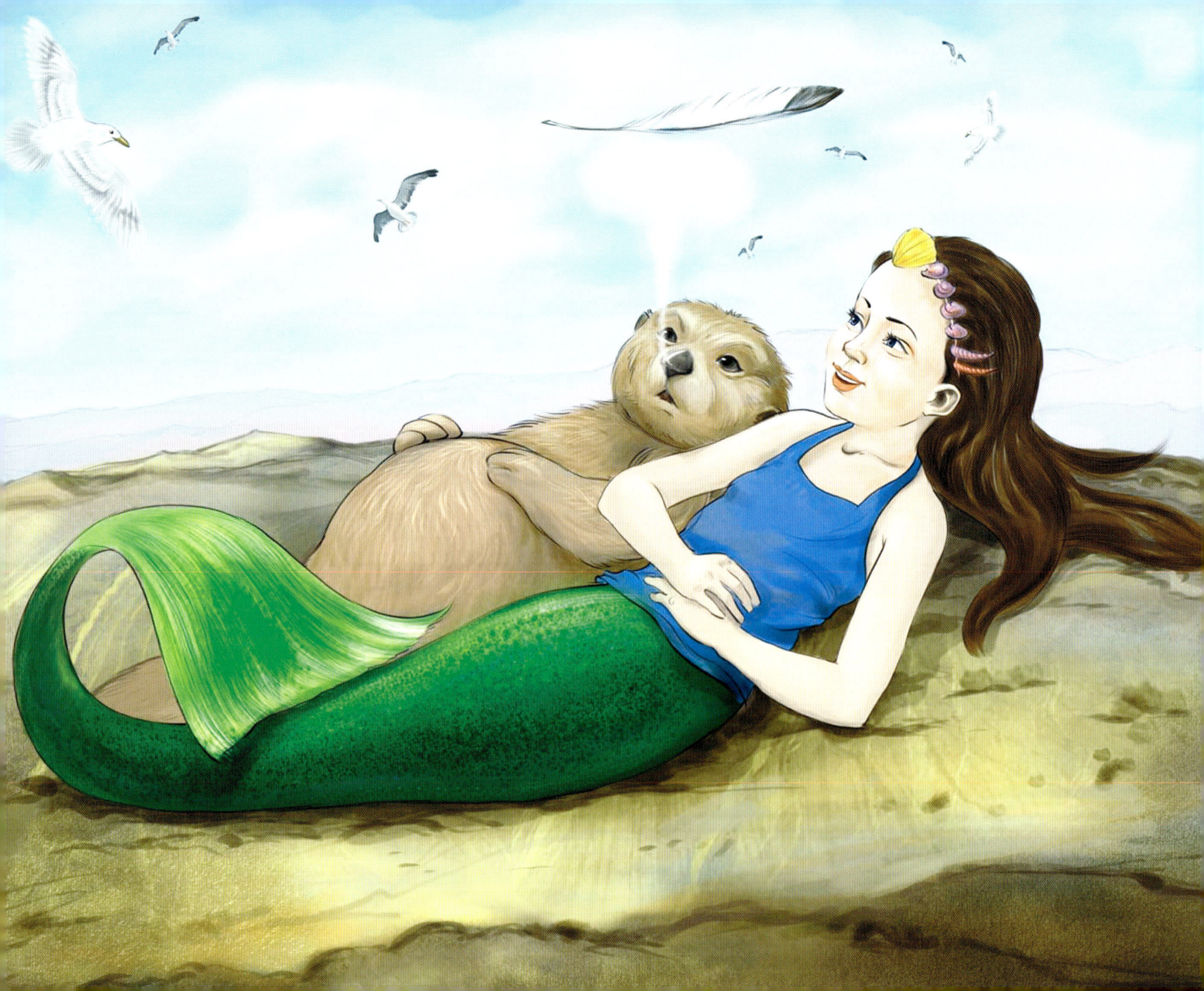

はねが　もういちまい、にんぎょの　かおのほうに　ふんわり　おちてきました。
そこで、にんぎょは　ラッコのおとこのこに　いいました。
「ねえ、きみも　やってみない？　おなかに　てを　おいて、
いきで　はねを　ふきあげてごらん。」
ラッコのおとこのこは、いわれたとおり　いきを　おもいっきり　フーッとはいて、
はねを　ふきとばしました。
すると　そのあと、ラッコの　おなかは　くうきで　いっぱいになって、
まあるく　ふくらみました。
「ねっ、くうきを　いっぱい　すいこんで　おなかが　ふうせんみたいに
まあるく　ふくらむと、とっても　きもちいいでしょ。
これが　げんきな　こきゅうの　ひみつなの。」
そのとき　にんぎょは、また　げんきな　あかちゃんだった　ときのことを
おもいだしました。
「そういえば、あかちゃんの　ときは　はなから　いきを　すったり　はいたり
していたなあ。」

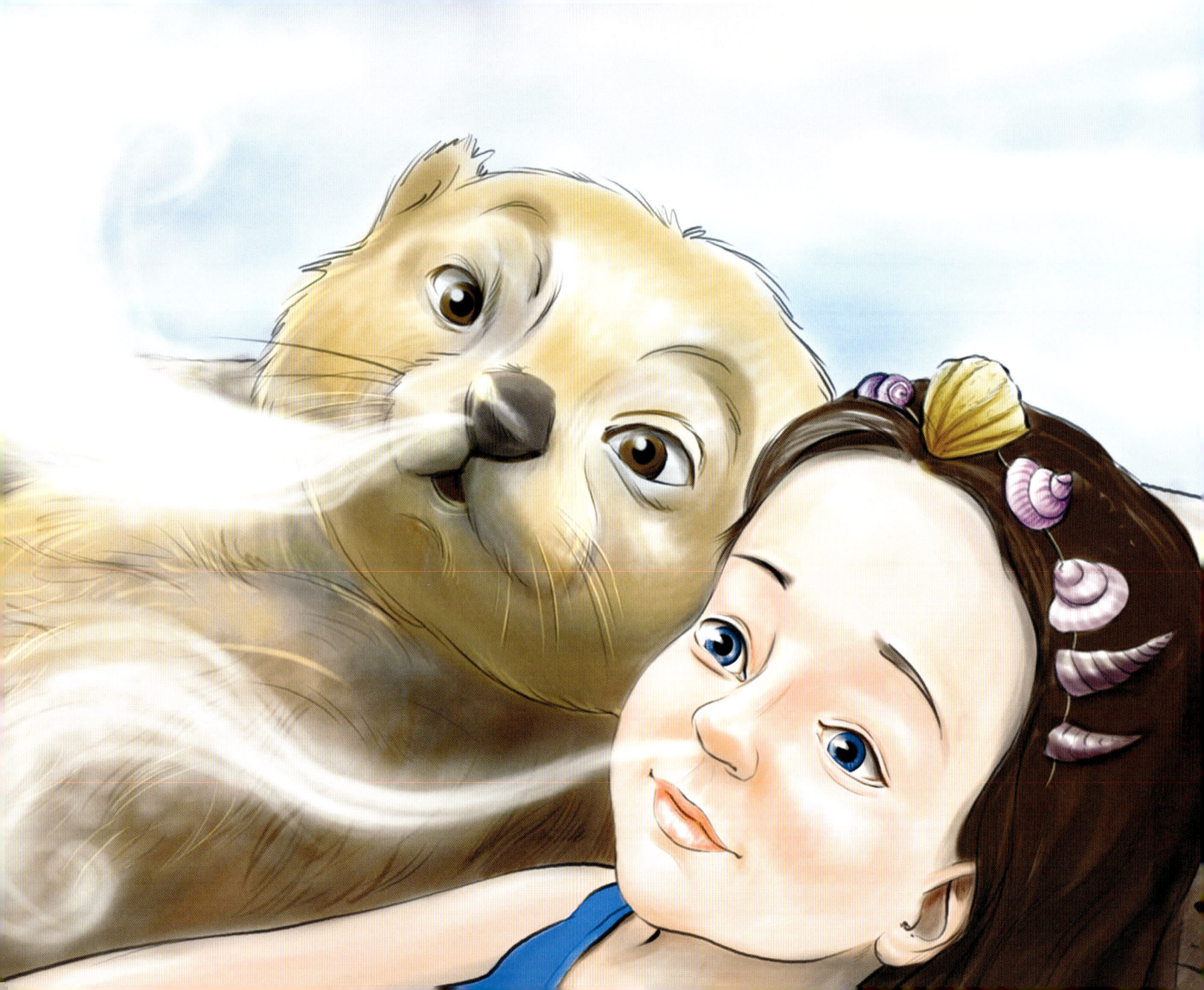

そこで　にんぎょは、また　ラッコのおとこのこに　いいました。
「ねえ、こんどは　あかちゃんみたいに　はなから　いきを　すって、
はなから　いきを　はいてみましょう。」
ラッコは、いわれたとおり　はなから　いきを　スーッとすって、
はなから　いきを　スーッと　はいてみました。
くうきが　はいったり　でたりして、
はなの　さきに　ちいさな　かぜが　ふわふわ　ふいています。
にんぎょは　いいました。
「はなから　いきを　たくさん　すってー、スーーッ。」
すこし　まってから、にんぎょは　つづけました。
「はなから　いきを　ゆっくり　はいてー。すこーしずつ、ながーく　ながーく、
スーウーウーウー。」

にんぎょも　ラッコのおとこのこも　いっしょになって、
なんども　なんども　スースー　くりかえしました。
「はなから　すってー、スーーッ。」
「はなから　ゆっくり　はいてー、スーウーウーウー。」

21

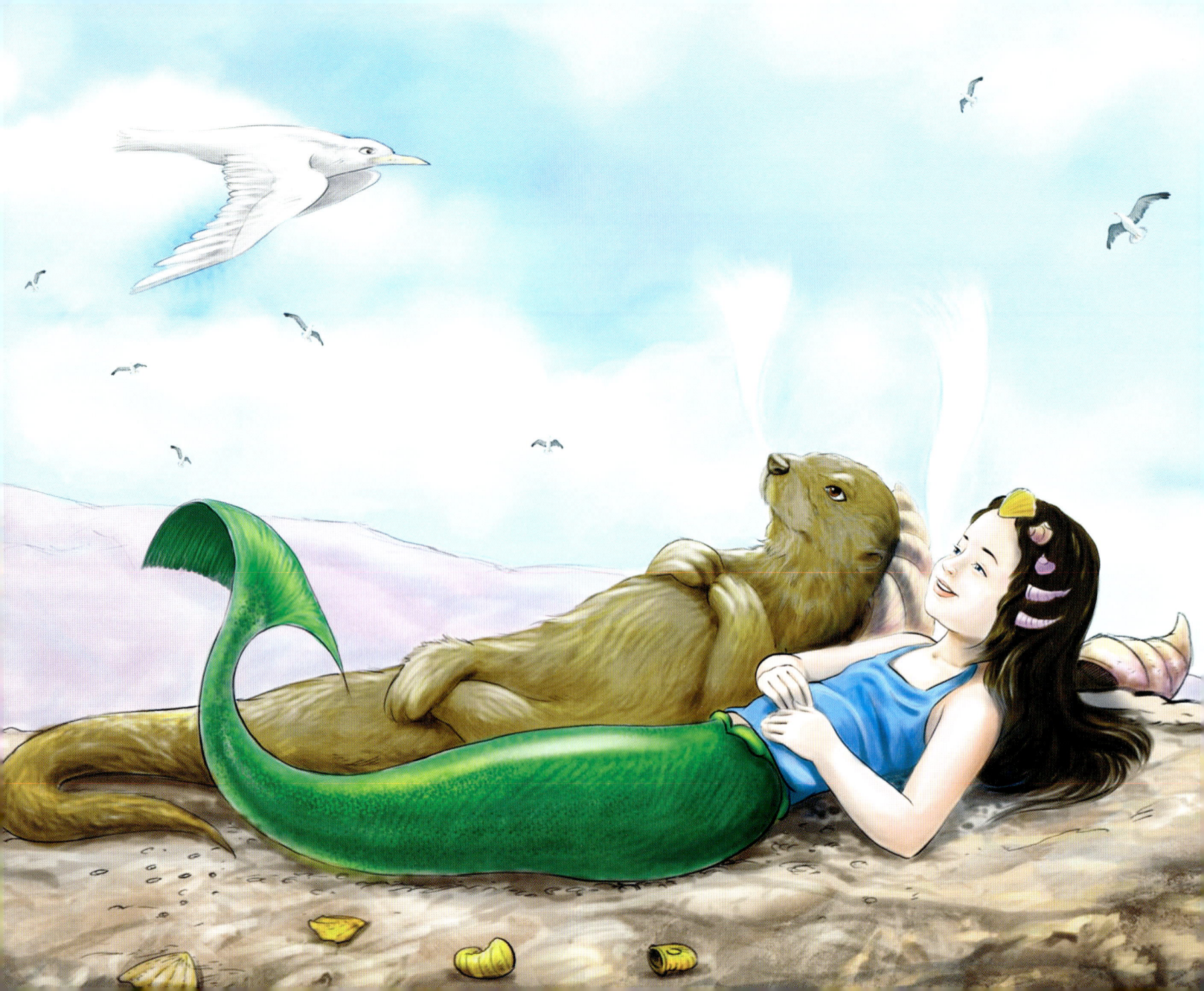

にんぎょは　いいました。
「いらいらするときや　どきどきするとき、こわくなったときには
こんなふうに　いきをすると　いいのよ。」
はなのさきに　ちいさな　かぜを　ふわふわ　かんじながら
いきをすったり　はいたりしていると、いいきもちに　なれるのです。
にんぎょは　たずねました。
「ねっ、げんきな　こきゅうの　ひみつ、おぼえてる？　おなかに　てを　あててみて。
ふうせんみたいに　まあるく　ふくらんでるかな？」
ラッコのおとこのこは、さっきやったみたいに　おなかに　てを　あててみました。
いきを　すったり　はいたりすると、おなかの　ふうせんが　まあるく　ふくらんだり
ぺしゃんこに　しぼんだりしています。
「やったぁ、げんきこきゅうだ！」
にんぎょも　ラッコも　いっしょになって、なんども　スースー　くりかえしました。
「はなから　すってー　スーーッ。おなかが　まあるく　ふくらんだ。」
「はなから　はいてー　スーウーウーウー。　おなかが　ぺしゃんこ　しーぼんだ。」

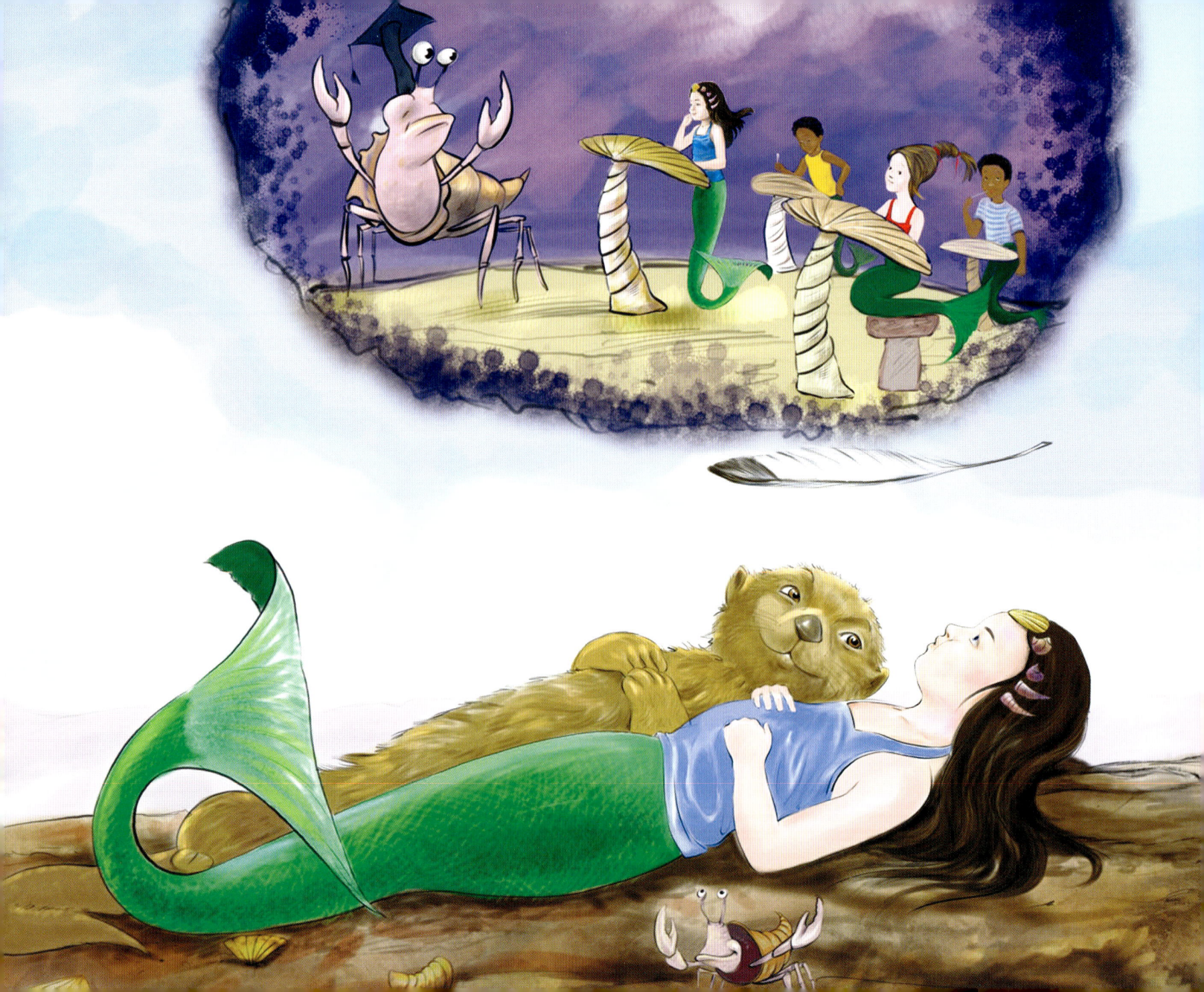

すったり　はいたりしているうちに、
にんぎょは　あした　やらなければならないことを　いろいろ　おもいだして
しんぱいになってきました。そこで
「しんぱいなことや　いやーなことは　いきと　いっしょに　くちから
はきだしてしまって、はねみたいに　ふきとばしてしまおう。」と　おもいました。
「いやなこと、とんでけー。フーーッ！」
すると、どうでしょう。しんぱいなきもちは　きえてしまいました。
「よかったぁ。」
はなから　くうきを　スーッと　すいこむと、ほんわか　あたたくて
うみの　いいにおいが　しました。
「なんだか　ホッとするなぁ。」

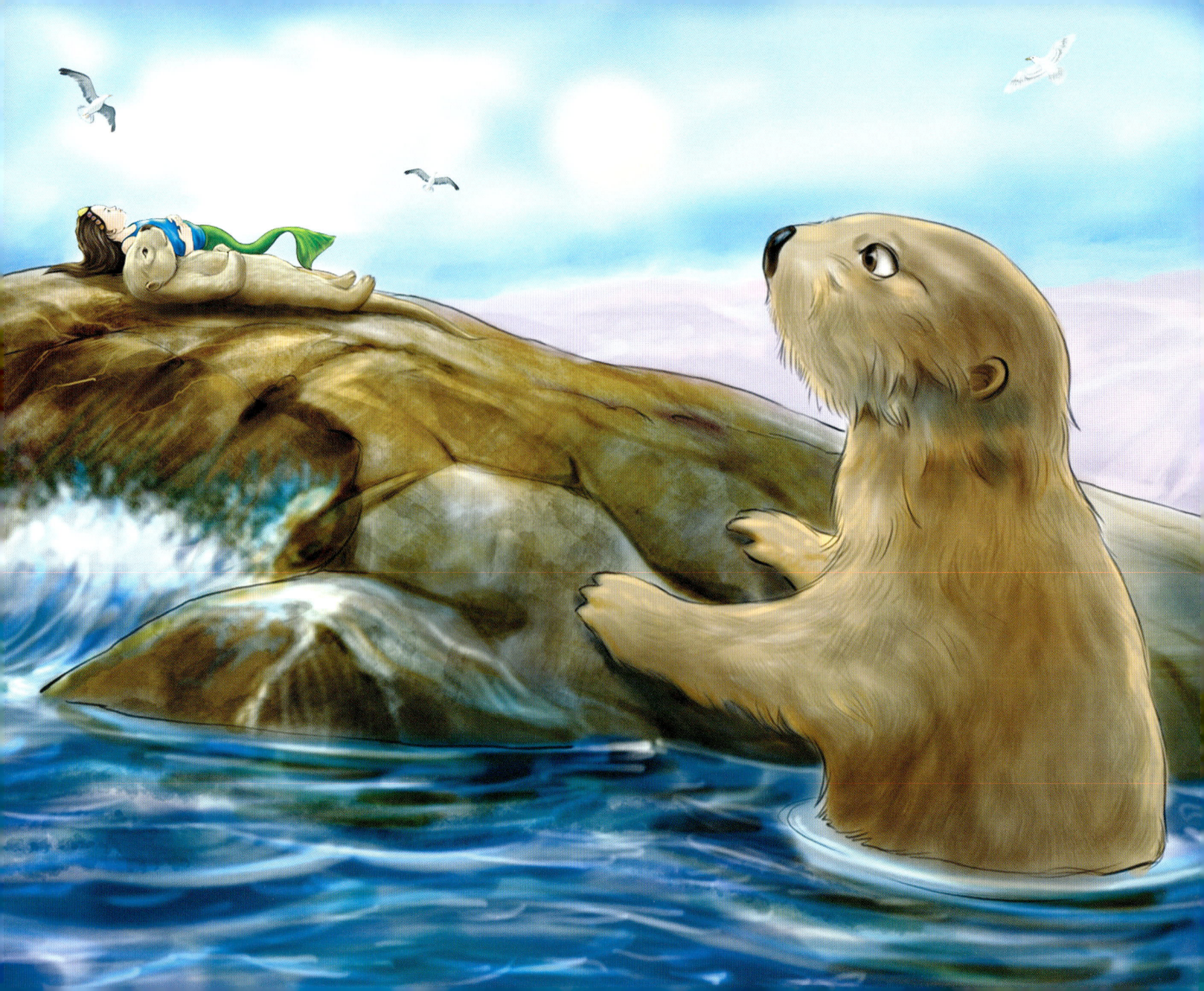

にんぎょは、はなのさきに　ちいさな　かぜを　ふわふわ　かんじていました。
もちろん、おなかは　ちゃんと　ふうせんみたいに
まあるく　ふくらんだり、ぺしゃんこに　へこんだりしています。
にんぎょと　ラッコのおとこのこは、
いっしょに　スースーすったり　はいたりを　つづけました。
「はなから　すってー　スーーッ。おなかが　まあるく　ふくらんだ。」
「はなから　はいてー　スーウーウーウー。　おなかが　ぺしゃんこ　しーぼんだ。」

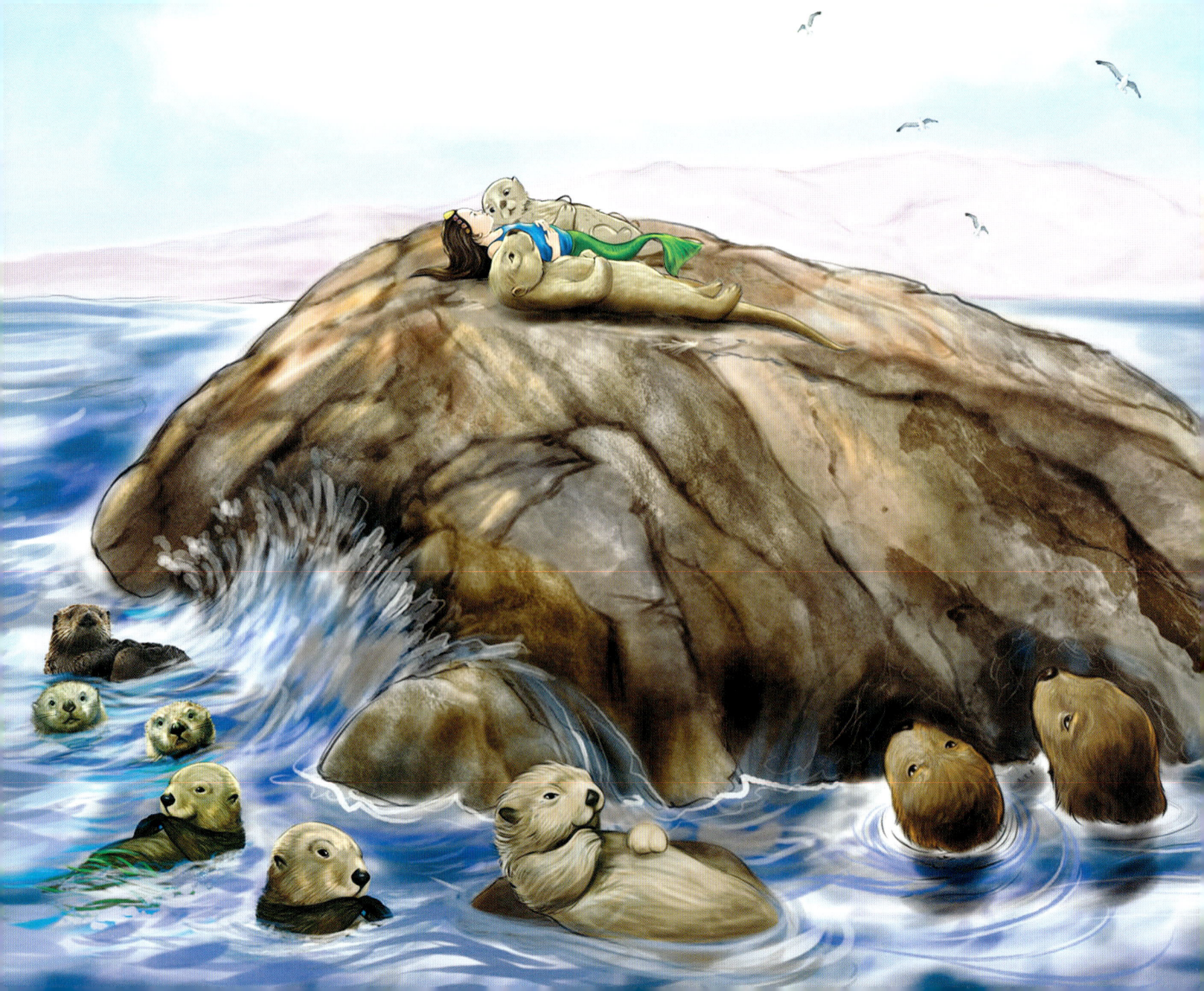

ラッコのおんなのこが　いっぴき、いわのうえで　きもちよさそうに　ねころんでいる
にんぎょと　ラッコのおとこのこを　みつけて　やってきました。
そして　おなじように　となりに　ねころんで、はなから　いきを　すったり　はいたり
にんぎょたちの　まねを　はじめました。
「はなから　すってー　スーーッ。おなかが　まあるく　ふくらんだ。」
「はなから　はいてー　スーウーウーウー。　おなかが　ぺしゃんこ　しーぼんだ。」

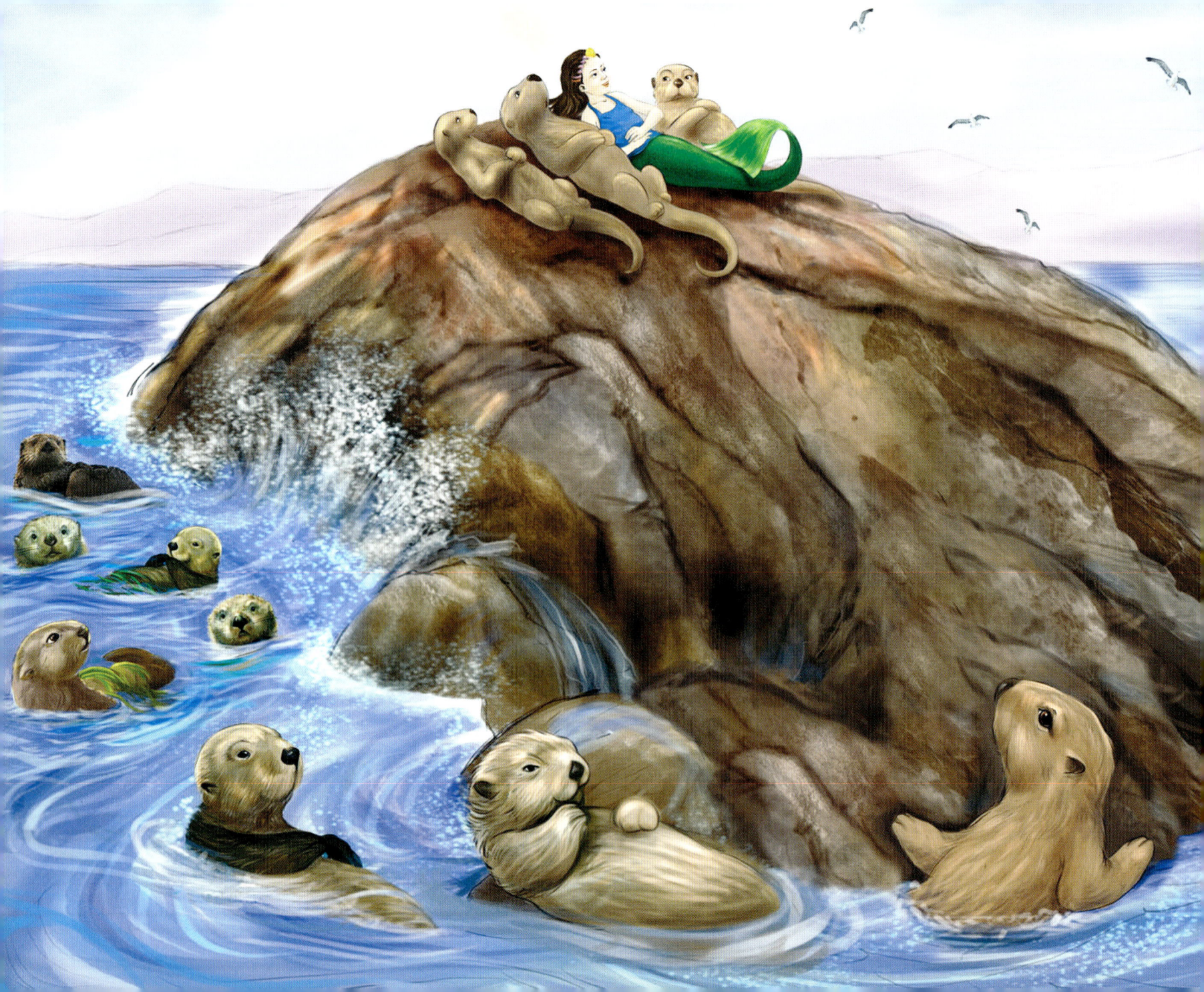

すると　また　べつのラッコのおとこのこが、
いわのうえで　きもちよさそうに　ねころんでいる
にんぎょと　ラッコたちを　みつけて　やってきました。
そして　おなじように　となりに　ねころんで、おなかに　てをあてながら、
はなから　いきを　すったり　はいたり、にんぎょたちの　まねを　はじめました。
「はなから　すってー　スーーッ。おなかが　まあるく　ふくらんだ。」
「はなから　はいてー　スーウーウーウー。　おなかが　ぺしゃんこ　しーぼんだ。」

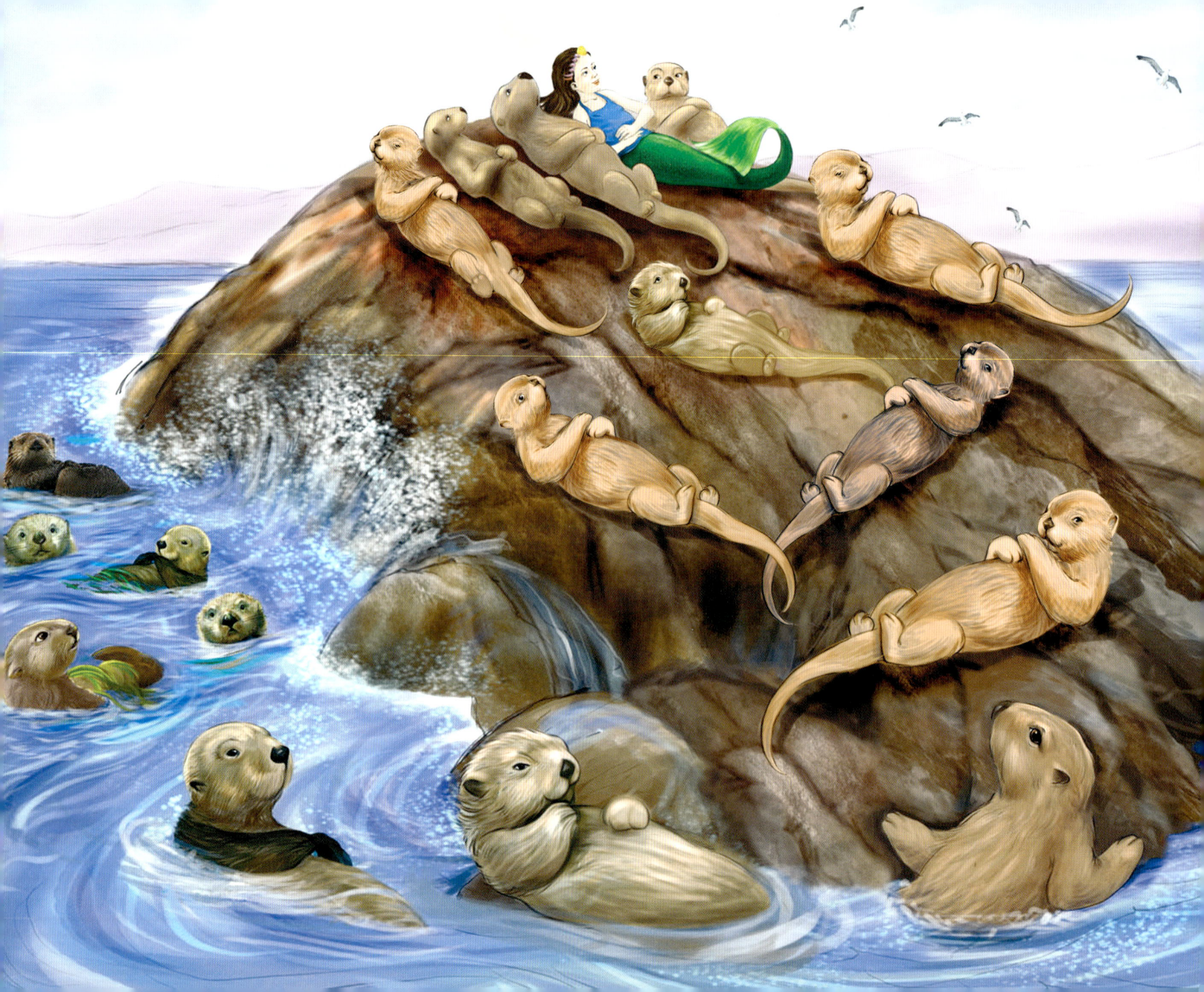

たくさんいた　ラッコたちが、みんな　あそぶのをやめて
つぎつぎと　いわのうえに　あがってきました。
そして　みんなで　おなかに　てをあてながら、はなから　いきをすったり　はいたり
にんぎょたちの　まねを　はじめました。
「はなから　すってー　スーーッ。おなかが　まあるく　ふくらんだ。」
「はなから　はいてー　スーウーウーウー。おなかが　ぺしゃんこ　しーぼんだ。」

しばらくすると、おおきな　いわのうえは　ラッコたちで　いっぱいに　なりました。
ラッコたちの　おなかが　いっせいに
ふくらんだり　へこんだり　ふくらんだり　へこんだり。
みんなの　すったり　はいたり　すったり　はいたりが　ぴったりと　ひとつになって、
おおきな　リズムになってきました。

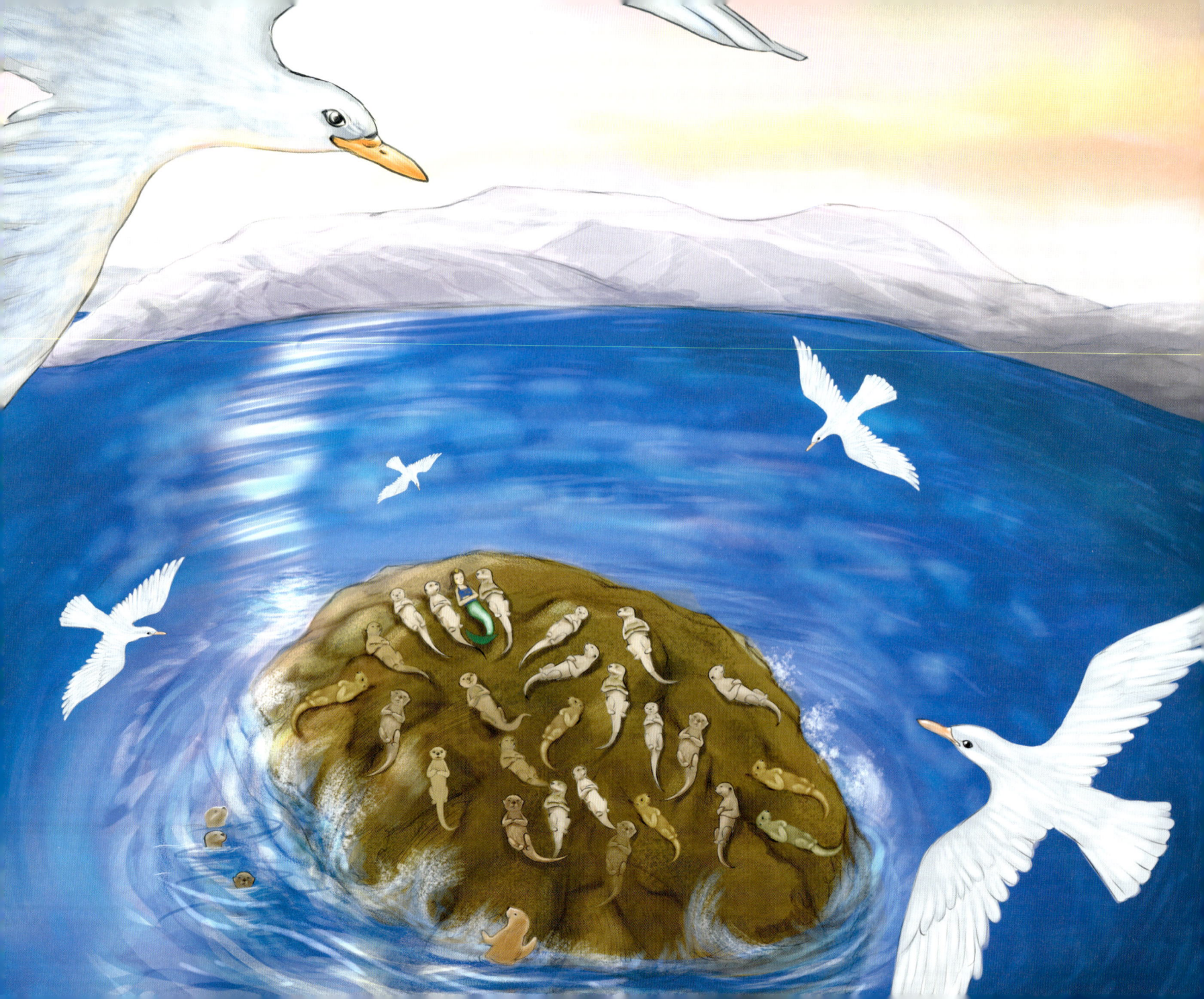

みんなの　すったり　はいたりの　リズムが　とても　きもちよさそうなので、
おおきな　いわも　そのリズムに　あわせて、
ちきゅうの　しんぞうのように　トックン　トックン　うごきはじめました。
やさしくて　ちからづよい　リズムが　どんどん　どんどん　ひろがって、
ふかい　うみの　そこや　そらたかくまで　とどいていきました。
そらを　とぶ　カモメたちも、リズムに　のって
きもちよさそうに　あがったり　さがったりしました。

「はなから　すってー　スーーッ。おなかが　まあるく　ふくらんだ。」
「はなから　はいてー　スーウーウーウー。おなかが　ぺしゃんこ　しーぼんだ。」

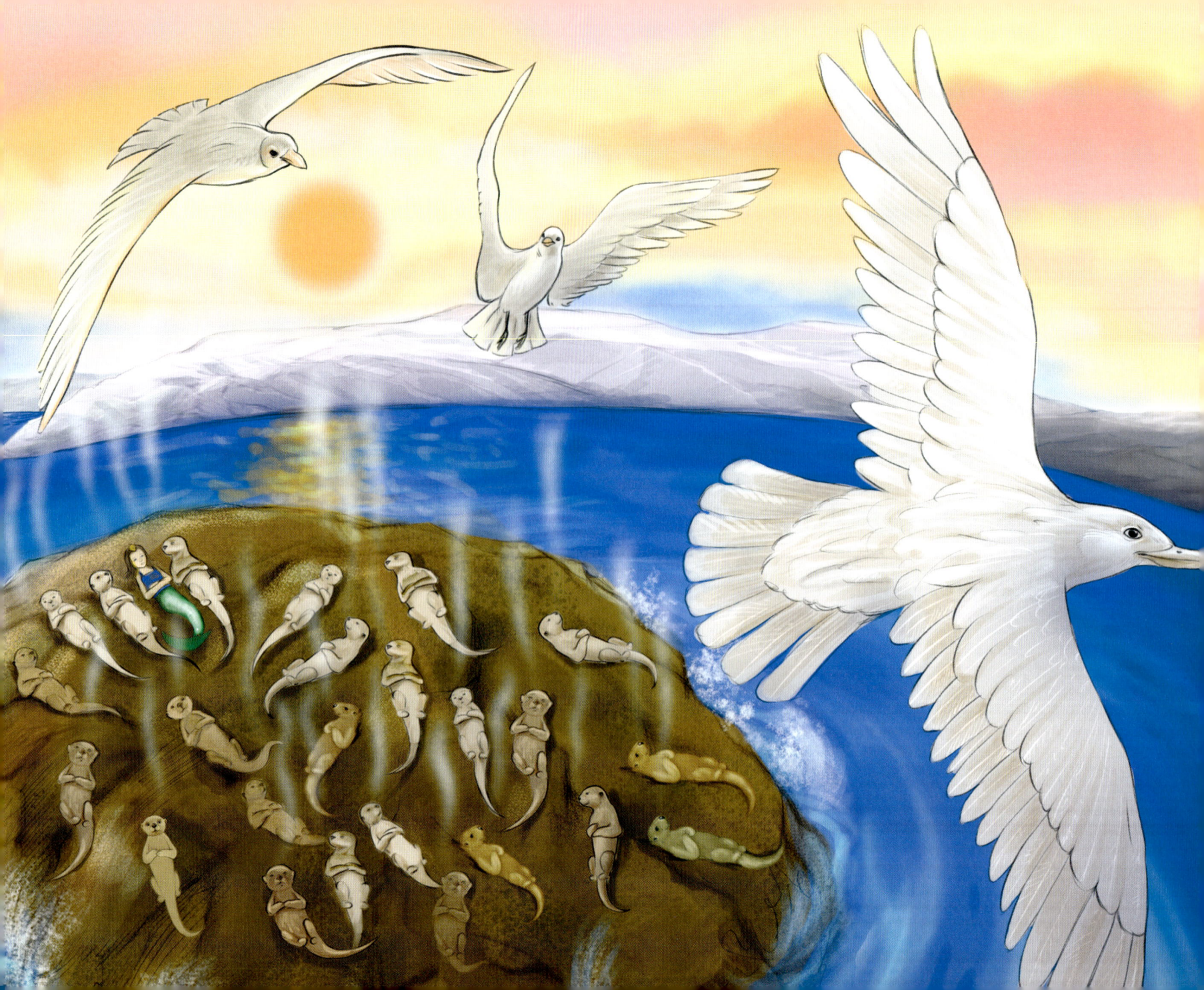

うみの　みずも、まるで　いっしょに　すったり　はいたりしているみたいに、
きもちよさそうに　あがったり　さがったりしました。
「はなから　すってー　スーッ。おなかが　まあるく　ふくらんだ。」
「はなから　はいてー　スーウーウーウー。おなかが　ぺしゃんこ　しーぼんだ。」
みんないっしょに　すったり　はいたり　すったり　はいたりしていると、
いわも　うみも　そらも　だんだん　しずかになってきました。
ラッコたちも　カモメたちも　だんだん　きもちよくなってきて、
いやなことを　あれこれ　かんがえなくなりました。
ちきゅうの　みんなが、
やさしくて　ちからづよい　リズムで　げんきこきゅうを　していました。
「はなから　すってー　スーッ。おなかが　まあるく　ふくらんだ。」
「はなから　はいてー　スーウーウーウー。おなかが　ぺしゃんこ　しーぼんだ。」
「はなから　すってー　スーッ。おなかが　まあるく　ふくらんだ。」
「はなから　はいてー　スーウーウーウー。おなかが　ぺしゃんこ　しーぼんだ。」
「はなから　すってー　スーッ。」
「はなから　はいてー　スーウーウーウー。」

解　説

すってはいてラッコくん
―呼吸法について―

　呼吸法の効能が注目されています。吐く息を長くして、腹式で行う呼吸は、不安や怒り、焦燥感を低下させるなどの心理的効果があるとされ、生理的効果としても、副交感神経系を働かせて、ストレス性の心拍増加を緩和したり、脳内のセロトニン神経系を活性化させる等が報告されています（セロトニンは精神を安定させる作用があります）。

　呼吸法については様々な書物が出版され、また、ヨガ教室などでも教えられていますが、この絵本では読み聞かせながら、子どもと一緒に呼吸法を無理なく実践することができます。また、以下の実践例も参考にしていただければ幸いです。

〈仰臥位（あおむけ寝）で行うとき〉
　体を締め付けているようなものはゆるめ、足を伸ばします。腕と手は体の横に伸ばして眼と口は閉じます。腹式呼吸がうまくいかない場合は、頭の後ろで手を組んで、胸式呼吸がしにくくなる状態で行います。腹式呼吸に慣れてくれば、両手・両腕を体の横に伸ばし手のひらを上に向けます。鼻汁がある児童・生徒は事前にかんでおくよう指示します。

〈椅子に座って行うとき〉
　体を締め付けているようなものはゆるめ、椅子に浅く腰掛けます。眼と口は閉じ、両足は少し前に出します。あごを引き背筋を伸ばし、両手は両ひざの上に置きます。指導者が後ろから両脇に手を入れ、腕を少しつり上げるようにすると腹式呼吸が行いやすくなります。

〈一般的な呼吸法の進め方（小学校低学年）〉
①ストローを口にくわえて息を吐き、羽毛をゆっくり長く動かす。（途中で息継ぎをしない）

②鼻から息を大きく吸って、口からゆっくり長く吐く練習をする。(熱い味噌汁を冷ますようすを思い浮かべる)
③鼻から息を大きく吸って、鼻からゆっくり長く吐く練習をする。(何回か吸って吐くことを繰り返す〔1セッション〕時間を1分、2分、3分……と延ばしていく)
④鼻呼吸を腹式で行う。両手はお腹を抱えるようにし、呼吸の際にお腹が膨らんだりへこんだりするようにする。
⑤腹式呼吸に慣れたら、両手は両ひざの上に置く。さらにゆっくり長く吐くように、また、1回のセッションを5分間以上に延ばせるようにする。広い空から、きれいな空気を大きく吸い込み、自分の体の中の嫌なものを吐き出す、などのイメージを工夫する。

　他の呼吸法のいくつかを以下に例示します。

〈数を数えて呼吸〉
　息を吸う時間を頭の中で1、2と数える。その後、止める時間を1秒間。息を吐く時間を1、2、3、4と数える。吐いた後、息を吸いたくなるまで止め、再び1、2と数えながら呼吸する。慣れてきたら、吐く時間を長くしていく。

〈手と足でのイメージ呼吸〉
　両方の手のひらを軽く広げて上向きにし、太ももの上に置く。手のひらに注意を向け、息を吸うと、手のひらから空気が入り腕を通ってお腹に入っていき、息を吐くと、お腹の空気が腕を通って手のひらからゆっくり出ていくようにイメージする。これを2～3分続けた後、両足の裏に注意を向け、息を吸うと、足の裏から空気が入り両脚を通ってお腹に入っていき、息を吐くと、お腹の空気が両脚を通って

足の裏からゆっくり出ていくようにイメージする。これを２〜３分続ける。

〈マインドフルネス呼吸１〉
　眼を閉じ、鼻で静かにゆっくり呼吸しながら外の音を聴く。どんな音がするのか耳をすませて聴く。静かにずっと聴き続ける。ほかのことを考え始めても、外の音に注意をもどして静かに聴く。３〜４分経ったら、眼を開けてどんなことを考えたのか発表し合う。

〈マインドフルネス呼吸２〉
　手のひらは少し広げて下を向け、太ももに触れるようにして次のように教示する。
「左足の裏が、床についているのを感じてください。足の裏が柔らかく靴下に触れ、靴下は靴に触れています。そして、靴の下には床があるのを感じてください。」（10〜30秒間）
　次に、右足の裏についても同様にする。ゆっくり呼吸しながら、意識する体の部位毎に10〜30秒間程度注意を向けて次に進む。
「お尻がふわっと椅子の上に乗っているのを感じてください。」
　以下、お腹、手の指、肩、頬、耳、頭等に進み、体全体から力を抜いて静かに呼吸を続ける。

　　参考文献：五十嵐透子『リラクセーション法の理論と実際』医歯薬出版、2001年
　　　　　　　梅沢章男・寺井堅祐「ストレス軽減技法　臨床呼吸法」『ストレス科学研究』21巻、2006年
　　　　　　　Christopher McCurry, *Parenting Your Anxious Child with Mindfulness and Acceptance*, New Harbinger Publications, Inc., 2009

（大前泰彦）

〈著者紹介〉
ローリー・ライト（Lori Lite）
米国在住。母、作家、起業家として活躍。ストレスや不安の症状に苦しむわが子たちを助けたいという強い思いから、研究に基づいたリラクセーションとストレス・マネージメントの技法を取り入れた楽しい物語を自ら作り出して読み聞かせ、子どもたちの症状を改善した経験をもつ。自分たちと同様にストレスや不安を抱える親子の役に立ちたいと「ストレス・フリー・キッズ」社を創設し、書籍やCD・カリキュラムを提供している。その著作等は、心理学者、教師、保護者、カウンセラー、発達障害のコミュニティに幅広く支持され、そして何よりも子どもたちに歓迎されている。

〈訳者紹介〉
大前泰彦（おおまえ・やすひこ）
大阪市立大学理学部卒業。兵庫教育大学大学院学校教育研究科生徒指導コース専攻修士課程修了。33年間小中学校に勤務。現在、公立小学校教頭・臨床心理士。主論文：「不登校の子どもをもつ親へのブリーフ・インターベンション」『ブリーフサイコセラピー研究』2002年。「教師カウンセラーによるコンサルテーションとカウンセリングの実践事例」『カウンセリング研究』2006年。訳書：『適応障害の解決』（共訳）金剛出版、1999年。『マンガ心理学入門』（共訳）講談社、2001年。『マンガサイコセラピー入門』（共訳）講談社、2004年。

○翻訳協力　清水佳苗　英会話講師

こころもからだもリラックス絵本③
すって はいて ラッコくん

2014年3月10日　初版第1刷発行　〈検印省略〉

定価はカバーに表示しています

訳　　者	大　前　泰　彦
発行者	杉　田　啓　三
印刷者	坂　本　喜　杏

発行所　株式会社　ミネルヴァ書房
607-8494　京都市山科区日ノ岡堤谷町1
電話代表（075）581-5191
振替口座　01020-0-8076

ⓒ大前泰彦, 2014　印刷・製本　冨山房インターナショナル

ISBN978-4-623-06997-2
NDC913/44P/205×260mm
Printed in Japan

こころもからだもリラックス絵本

● この絵本の特徴 ●

メンタルケアやトラウマケア、いわゆる心のケアの実践で、情緒不安定、事件・事故のトラウマ解消・緩和のため呼吸法や筋弛緩法などが行われますが、子どもたちへの実践はなかなか難しいと言われています。この絵本は、子どもたちがお話の主人公と一緒に心身のリラクセーションを自然に実践することができる絵本です。子どもたちが自分で読める絵本であり、そしてお父さんお母さん、保育士、教員、心理士や施設の方々が、読み聞かせながらやさしく簡単にリラクセーションの方法を子どもたちと実践することができます。

① おこりんぼうのタコさん

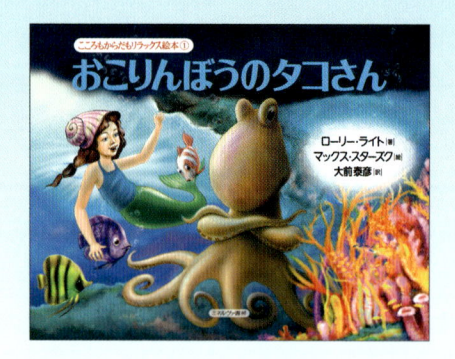

タコさんが人魚といっしょに、呼吸法と筋弛緩によるアンガーマネージメント（怒りの気持ちのコントロール）を身につけるお話。タコは大きく深呼吸してこわばった体をほぐしてあたたかい気持ちになっていきます。子どもたちと一緒に心身のリラクセーションを実践できる絵本です。（44P ISBN978-4-623-06995-8）

② やった できたね イルカくん

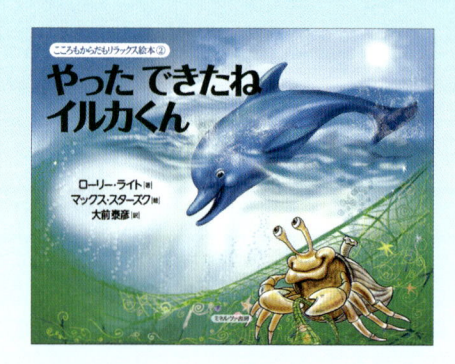

自信をなくしたイルカくんが、人魚や海の仲間たちと一緒に「私はできる。」「私は私が大好き。」といった言葉をかけあって、自尊感情や自己効力感を高めて絆を深めるお話。子どもたちと一緒に自分の大切さやすばらしさについて、お話を通して気づくことができる絵本です。（44P ISBN978-4-623-06996-5）

ローリー・ライト［著］　マックス・スターズク［絵］　大前泰彦［訳］

Ａ４変形　上製カバー　NDC913　205×260mm　本体各1800円＋税

ミネルヴァ書房
http://www.minervashobo.co.jp/